Editorial Crisland

I0436568

Blockchain en la Industria de la Salud

Módulo 1: Introducción a Blockchain y la Salud

1.1. Capítulo 1: Fundamentos de Blockchain
1.1.1. ¿Qué es Blockchain?
1.1.2. Beneficios de Blockchain en la Salud
1.1.3. Desafíos y consideraciones

1.2. Capítulo 2: Tecnología de la Salud y Datos Médicos
1.2.1. Digitalización de la Salud
1.2.2. Problemas de Seguridad y Privacidad
1.2.3. Papel de Blockchain en la Protección de Datos

Módulo 2: Implementación de Blockchain en la Atención Médica
2.1. Capítulo 3: Historia Clínica Electrónica en Blockchain
2.1.1. Ventajas de la Historia Clínica Electrónica
2.1.2. Casos de Uso en el Almacenamiento de Datos Médicos

2.2. Capítulo 4: Telemedicina y Blockchain
2.2.1. Telemedicina en la Era Digital
2.2.2. Seguridad y Transparencia en las Consultas Médicas en Línea

Módulo 3: Tokenización de Activos y Financiamiento en Salud
3.1. Capítulo 5: Tokenización de Activos de Salud
3.1.1. Tokenización de Recursos Médicos
3.1.2. Facilitando el Acceso a la Atención Médica

3.2. Capítulo 6: Financiamiento de Salud y Criptomonedas
3.2.1. Criptomonedas y Pagos en el Sector de la Salud
3.2.2. Inversiones en Salud basadas en Blockchain

Módulo 4: Casos de Éxito y Estudios de Caso
4.1. Capítulo 7: Ejemplos de Implementación Exitosa
4.1.1. Caso 1: Registro de Vacunación en Blockchain
4.1.2. Caso 2: Gestión de Historias Clínicas

4.2. Capítulo 8: Estudios de Caso de Empresas de Salud

Módulo 1: Introducción a Blockchain y la Salud

Capítulo 1: Fundamentos de Blockchain

1.1 ¿Qué es Blockchain?

Blockchain, en su esencia más pura, es una cadena de bloques. Pero, ¿qué significa esto y por qué es tan relevante para la industria de la salud?

Imagina un libro de registro digital, una base de datos distribuida en la que la información se almacena en múltiples ubicaciones a lo largo de una red de computadoras. Cada pieza de información, o "bloque", contiene datos y una marca de tiempo. Estos bloques están enlazados entre sí de manera segura, formando una "cadena". ¿Por qué es tan especial esta cadena de bloques? La respuesta radica en su inmutabilidad y transparencia.

Inmutabilidad: Una vez que se agrega información a un bloque y se añade a la cadena, no se puede modificar ni eliminar sin dejar un rastro evidente de la alteración. Esto significa que los registros de salud almacenados en una cadena de bloques son inalterables, lo que garantiza un historial médico preciso y confiable.

Transparencia: Cada usuario de la red de blockchain puede ver y verificar los registros almacenados en la cadena. Esto promueve la transparencia y la confianza, ya que los pacientes pueden acceder a sus propios datos médicos y comprender quién ha tenido acceso a ellos.

1.1.1 Beneficios de Blockchain en la Salud

La aplicación de la tecnología blockchain en la industria de la salud ha desencadenado una serie de beneficios notables:

1. Mayor Seguridad de Datos: Los datos médicos son extremadamente sensibles y deben protegerse de manera rigurosa. La criptografía robusta

utilizada en las cadenas de bloques garantiza una seguridad excepcional, lo que reduce significativamente el riesgo de violaciones de datos.

2. Interoperabilidad: La interoperabilidad de los registros médicos es un problema persistente en la atención médica. Blockchain ofrece una solución al permitir que diferentes sistemas de salud compartan datos de manera eficiente y segura.

3. Empoderamiento del Paciente: Los pacientes pueden tener el control de sus datos médicos y otorgar acceso a profesionales de la salud según sea necesario. Esto da lugar a una atención más personalizada y centrada en el paciente.

4. Reducción de Fraude: La inmutabilidad de los registros de salud en blockchain hace que sea difícil para los actores malintencionados alterar registros para obtener beneficios fraudulentos.

1.1.2 Desafíos y Consideraciones

A pesar de sus ventajas, la implementación exitosa de la tecnología blockchain en la atención médica no está exenta de desafíos y consideraciones críticas.

1. Privacidad y Cumplimiento Regulatorio: La privacidad de los datos médicos es de suma importancia, y la legislación como el Reglamento General de Protección de Datos (RGPD) en Europa establece normas estrictas. Los sistemas blockchain deben cumplir con estas regulaciones y garantizar que los datos médicos estén protegidos adecuadamente.

2. Escalabilidad: La escalabilidad de las redes blockchain es un desafío técnico. A medida que más datos médicos se almacenan en una cadena de bloques, la capacidad de procesamiento puede volverse un problema. Los desarrolladores deben abordar este desafío para que la tecnología sea viable en entornos de atención médica de gran escala.

3. Educación y Adopción: La adopción de nuevas tecnologías en la atención médica lleva tiempo y esfuerzo. Los profesionales de la salud y los pacientes deben familiarizarse con la tecnología blockchain y sentirse cómodos utilizándola.

Este capítulo inicial nos ha brindado una visión general de los fundamentos de la tecnología blockchain y su aplicación en la industria de la salud. En los siguientes capítulos, exploraremos casos concretos de uso de blockchain en la atención médica y profundizaremos en cómo esta tecnología está dando forma al futuro de la salud.

Capítulo 2: Tecnología de la Salud y Datos Médicos

En el siglo XXI, la tecnología ha revolucionado la atención médica de formas que hace unas décadas eran difíciles de imaginar. La adopción de sistemas de información de salud electrónicos (EHR, por sus siglas en inglés) y otras tecnologías digitales ha transformado fundamentalmente la forma en que se recopilan, almacenan y comparten los datos médicos. En este capítulo, exploraremos la convergencia de la tecnología de la salud y la tecnología blockchain, y cómo esta combinación está configurando el futuro de la atención médica.

2.1 Digitalización de la Salud

La digitalización de la salud se refiere al proceso de convertir información médica en formato digital. Esto incluye registros médicos, imágenes médicas, historias clínicas y más. La digitalización es una parte esencial de la modernización de la atención médica y presenta varias ventajas clave:

2.1.1 Eficiencia en la Gestión de Datos

La digitalización de registros médicos elimina la necesidad de lidiar con montones de papel. Los registros digitales son fáciles de almacenar, buscar y actualizar. Esto agiliza la administración de datos médicos y permite a los profesionales de la salud acceder a la información que necesitan de manera rápida y eficiente.

2.1.2 Telemedicina y Consultas en Línea

La digitalización de la salud también ha allanado el camino para la telemedicina, que permite a los pacientes y médicos interactuar a través de videoconferencias y aplicaciones en línea. Esto es especialmente valioso en situaciones en las que la distancia geográfica es un obstáculo, o durante emergencias de salud pública como la pandemia de COVID-19.

2.1.3 Análisis de Datos de Salud

La digitalización facilita el análisis de datos de salud a gran escala. Los algoritmos y la inteligencia artificial pueden detectar patrones y tendencias en datos médicos masivos, lo que puede conducir a avances en la detección temprana de enfermedades y tratamientos más efectivos.

2.2 Problemas de Seguridad y Privacidad

A medida que la digitalización de la salud ha avanzado, también han surgido preocupaciones importantes relacionadas con la seguridad y la privacidad de los datos médicos. Los registros médicos contienen información altamente confidencial, desde historiales médicos hasta resultados de pruebas y detalles personales. Asegurar que estos datos estén protegidos es esencial.

2.2.1 Desafíos de Seguridad

La ciberseguridad es una preocupación clave en la tecnología de la salud. Los ataques cibernéticos dirigidos a sistemas de salud pueden poner en riesgo la integridad de los datos y la seguridad de los pacientes. Esto incluye ransomware, robo de datos y ataques de denegación de servicio.

2.2.2 Cumplimiento Regulatorio

La protección de datos médicos está sujeta a regulaciones estrictas, como el mencionado Reglamento General de Protección de Datos (RGPD) en Europa o la Ley de Portabilidad y Responsabilidad de Seguros de Salud (HIPAA) en los Estados Unidos. Cumplir con estas regulaciones es esencial y puede ser complicado en un entorno digital.

2.2.3 La Necesidad de una Solución Segura

Es aquí donde entra en juego la tecnología blockchain. La combinación de la criptografía sólida y la inmutabilidad de los registros blockchain ofrece una solución prometedora para abordar los problemas de seguridad y privacidad en la digitalización de la salud.

2.2.3 Papel de Blockchain en la Protección de Datos

La tecnología blockchain puede mejorar la seguridad y la privacidad de los datos médicos de varias maneras:

a. Criptografía: Los datos médicos almacenados en una cadena de bloques están protegidos por avanzados algoritmos de criptografía. Esto significa que solo las partes autorizadas pueden acceder a los datos y que cualquier intento de alteración es rápidamente detectado.

b. Consentimiento del Paciente: Los pacientes pueden otorgar consentimiento explícito y control sobre quién puede acceder a sus datos médicos y durante cuánto tiempo. Esto empodera a los pacientes y garantiza su privacidad.

c. Registro de Auditoría: Cada acceso y modificación de los datos médicos se registra en la cadena de bloques. Esto proporciona un registro de auditoría transparente y rastreable que puede ser crucial en casos de cumplimiento o disputas.

d. Interoperabilidad Segura: Blockchain puede facilitar la interoperabilidad segura entre diferentes sistemas de salud. Los pacientes pueden compartir sus registros con facilidad, y los profesionales de la salud pueden acceder a datos relevantes en tiempo real.

La tecnología blockchain tiene el potencial de revolucionar la forma en que se manejan los datos médicos y garantizar la seguridad y la privacidad de los pacientes. En los próximos capítulos, exploraremos casos de uso específicos de blockchain en la industria de la salud y cómo está mejorando la atención médica en todo el mundo.

Módulo 2: Implementación de Blockchain en la Atención Médica

Capítulo 3: Historia Clínica Electrónica en Blockchain

En el mundo de la atención médica, el acceso seguro y eficiente a los registros de salud es esencial para brindar una atención de calidad. La tecnología blockchain ha emergido como una solución prometedora para abordar los desafíos relacionados con la gestión de registros médicos. En este capítulo, exploraremos cómo la historia clínica electrónica (EHR, por sus siglas en inglés) se integra con blockchain, ofreciendo una forma segura y transparente de administrar la información de salud del paciente.

3.1 Ventajas de la Historia Clínica Electrónica

Antes de sumergirnos en la aplicación de blockchain en las historias clínicas electrónicas, es fundamental comprender por qué EHR se ha vuelto tan crucial en la atención médica moderna.

3.1.1 Acceso Rápido a la Información del Paciente

Las historias clínicas electrónicas reemplazan los registros en papel, lo que significa que los médicos pueden acceder de manera instantánea a la información del paciente desde cualquier ubicación. Esto es invaluable en situaciones de emergencia o cuando se necesita tomar decisiones médicas rápidas y precisas.

3.1.2 Reducción de Errores Médicos

La digitalización de los registros de salud disminuye la posibilidad de errores debidos a la ilegibilidad de la escritura a mano o la pérdida de registros. Esto contribuye a una atención más segura y efectiva.

3.1.3 Facilita la Colaboración Interdisciplinaria

Los EHR permiten que varios profesionales de la salud accedan a los registros del paciente y colaboren en su atención. Esto es esencial en el manejo de enfermedades crónicas o complejas que requieren la entrada de especialistas múltiples.

3.2 Aplicación de Blockchain en Historias Clínicas Electrónicas

La tecnología blockchain complementa perfectamente estas ventajas de la EHR y resuelve algunos de sus desafíos inherentes.

3.2.1 Almacenamiento Seguro y Acceso Autorizado

Uno de los problemas más críticos en la administración de registros médicos es la seguridad y el acceso no autorizado. Con blockchain, los registros médicos se almacenan de manera segura y solo se pueden acceder mediante claves criptográficas autorizadas. Esto protege la privacidad de los pacientes y reduce el riesgo de violaciones de datos.

3.2.2 Consentimiento del Paciente y Control

Blockchain permite que los pacientes tengan un mayor control sobre sus registros médicos. Pueden otorgar consentimiento explícito para compartir su información con médicos o instituciones específicas, lo que empodera a los pacientes y garantiza que sus datos se utilicen de manera ética y legal.

3.2.3 Historial Médico Inmutable

La inmutabilidad de la cadena de bloques significa que una vez que se agrega información a un registro médico, no se puede cambiar ni eliminar sin dejar un rastro. Esto crea un historial médico inmutable que es crucial en situaciones legales o de cumplimiento.

3.2.4 Interoperabilidad de la Salud

Uno de los desafíos persistentes en la atención médica es la interoperabilidad de los sistemas. Con blockchain, diferentes sistemas de salud pueden compartir datos de manera segura y eficiente, lo que garantiza que los profesionales de la salud tengan acceso a información completa y precisa sobre el paciente.

3.3 Casos de Uso de Blockchain en Historias Clínicas Electrónicas

Para comprender mejor cómo funciona esta integración, es útil explorar casos de uso específicos de blockchain en la gestión de registros médicos:

3.3.1 Registro de Vacunación en Blockchain

Un ejemplo destacado es el registro de vacunación en blockchain. Durante la pandemia de COVID-19, algunos países han utilizado la tecnología blockchain para rastrear y verificar las vacunas administradas. Los pacientes pueden acceder a sus registros de vacunación de manera segura y compartirla según sea necesario.

3.3.2 Gestión de Historias Clínicas

Hospitales y sistemas de salud están explorando activamente cómo utilizar blockchain para gestionar historias clínicas electrónicas de manera segura. Esto incluye el almacenamiento de diagnósticos, resultados de pruebas, tratamientos y otros datos relevantes.

3.4 Desafíos y Consideraciones Éticas

A pesar de sus ventajas, la implementación de blockchain en EHR no está exenta de desafíos y consideraciones éticas. Algunos de estos desafíos incluyen:

3.4.1 Privacidad y Cumplimiento Regulatorio

La privacidad de los datos de salud sigue siendo una preocupación crítica. Cumplir con regulaciones como el RGPD en Europa y el HIPAA en los Estados Unidos es esencial.

3.4.2 Educación y Adopción

Profesionales de la salud y pacientes deben familiarizarse con la tecnología blockchain y sentirse cómodos utilizándola. La educación es clave para superar esta barrera.

3.4.3 Costos y Recursos

La implementación de sistemas blockchain puede requerir inversiones significativas en términos de infraestructura y recursos técnicos.

3.5 El Futuro de EHR en Blockchain

El futuro de la historia clínica electrónica en blockchain es prometedor. A medida que la tecnología continúa madurando y se abordan los desafíos, es probable que veamos una adopción más generalizada en la industria de la salud. Esto dará lugar a una atención médica más segura, eficiente y centrada en el paciente.

En los próximos capítulos, exploraremos más ejemplos de implementación de blockchain en la atención médica y cómo esta tecnología está impulsando la innovación en la industria de la salud.

Capítulo 4: Telemedicina y Blockchain

La telemedicina ha demostrado ser una herramienta invaluable para brindar atención médica a distancia, permitiendo a los pacientes y profesionales de la salud conectarse sin importar su ubicación geográfica. Sin embargo, esta revolución tecnológica también plantea desafíos significativos en términos de seguridad y privacidad de los datos médicos. En este capítulo, exploraremos cómo la tecnología blockchain se integra con la telemedicina para abordar estos desafíos y mejorar la calidad de la atención médica remota.

4.1 Telemedicina en la Era Digital

La telemedicina se refiere a la prestación de servicios de atención médica a través de tecnologías de comunicación electrónica, como videoconferencias, aplicaciones móviles y plataformas en línea. Esta modalidad de atención ha experimentado un crecimiento significativo en los últimos años, y su importancia se ha visto resaltada durante la pandemia de COVID-19.

4.1.1 Beneficios de la Telemedicina

La telemedicina ofrece varios beneficios que incluyen:

a. Acceso Mejorado a la Atención Médica: Permite a las personas recibir atención médica de especialistas o médicos en áreas remotas, lo que es especialmente relevante para aquellos que viven en zonas rurales o alejadas.

b. Reducción de Costos: La telemedicina a menudo es más económica que las visitas presenciales, ya que elimina los gastos de viaje y las largas esperas en las salas de espera.

c. Menos Exposición a Enfermedades: Durante brotes de enfermedades infecciosas, como la COVID-19, la telemedicina permite a los pacientes recibir atención sin arriesgarse a la exposición al virus.

4.1.2 Desafíos de la Telemedicina

Si bien la telemedicina ofrece muchas ventajas, también presenta desafíos:

a. Seguridad y Privacidad: La transmisión y el almacenamiento de datos médicos en línea pueden exponer la información de los pacientes a riesgos de seguridad y privacidad, como la posibilidad de ataques cibernéticos o el acceso no autorizado.

b. Cumplimiento Regulatorio: La telemedicina debe cumplir con regulaciones y leyes específicas en cada país o región, lo que puede ser complicado debido a la naturaleza transfronteriza de la atención médica en línea.

c. Interoperabilidad: Garantizar la interoperabilidad entre diferentes sistemas de telemedicina puede ser un desafío, lo que dificulta la compartición eficiente de datos entre profesionales de la salud.

4.2 Cómo Blockchain Mejora la Telemedicina

Blockchain se presenta como una solución efectiva para abordar muchos de los desafíos de seguridad y privacidad en la telemedicina:

4.2.1 Almacenamiento Seguro de Datos Médicos

La tecnología blockchain ofrece un almacenamiento seguro y descentralizado para los datos médicos de los pacientes. Los registros médicos se cifran y almacenan en bloques en la cadena de bloques, lo que garantiza su integridad y protección contra el acceso no autorizado.

4.2.2 Consentimiento del Paciente

Blockchain permite a los pacientes tener un mayor control sobre quién puede acceder a sus registros médicos y en qué condiciones. Los pacientes pueden otorgar consentimiento explícito antes de compartir sus datos médicos con profesionales de la salud.

4.2.3 Registros Inmutables y Auditoría Transparente

Cada acceso y modificación de los datos médicos se registra de manera inmutable en la cadena de bloques. Esto crea un registro de auditoría transparente y rastreable que puede ser crucial en casos de cumplimiento regulatorio o disputas.

4.2.4 Pagos y Facturación Seguros

La integración de blockchain en la telemedicina también puede mejorar la facturación y los pagos. Los contratos inteligentes basados en blockchain pueden automatizar el proceso de facturación, garantizando transacciones seguras y precisas.

4.3 Ejemplos de Implementación de Blockchain en Telemedicina

Para comprender mejor cómo funciona esta integración, es útil explorar casos de uso específicos:

4.3.1 Plataformas de Telemedicina Basadas en Blockchain

Algunas startups están desarrollando plataformas de telemedicina basadas en blockchain que garantizan la privacidad y la seguridad de los datos del paciente. Los pacientes pueden acceder a sus registros médicos y comunicarse con profesionales de la salud de manera segura.

4.3.2 Seguimiento de Datos de Salud con Dispositivos IoT

Blockchain también se utiliza en la recopilación y el seguimiento de datos de salud de dispositivos IoT (Internet de las cosas). Los datos se almacenan de manera segura en la cadena de bloques, lo que permite a los médicos y pacientes realizar un seguimiento preciso de la salud en tiempo real.

4.4 Desafíos y Consideraciones Éticas

A pesar de sus ventajas, la integración de blockchain en la telemedicina no está exenta de desafíos y consideraciones éticas:

4.4.1 Cumplimiento Regulatorio

Las regulaciones de la telemedicina varían según la ubicación geográfica y pueden ser complicadas. La adopción de blockchain debe cumplir con las leyes locales y regionales.

4.4.2 Educación y Adopción

Profesionales de la salud y pacientes deben comprender la tecnología blockchain y sentirse cómodos utilizándola. La educación es esencial para superar esta barrera.

4.4.3 Costos y Recursos

La implementación de sistemas blockchain puede requerir inversiones significativas

Capítulo 5: Tokens y Tokenización de Datos Médicos

La tokenización de datos médicos es una de las aplicaciones más innovadoras de la tecnología blockchain en la atención médica. En este capítulo, exploraremos cómo los tokens y la tokenización de datos médicos están revolucionando la forma en que se almacenan, comparten y gestionan los registros de salud de los pacientes, y cómo esta tecnología está abriendo nuevas posibilidades en la atención médica.

5.1 Tokenización de Datos Médicos: Una Introducción

La tokenización es el proceso de representar activos o datos en una cadena de bloques mediante la creación de tokens digitales. En el contexto de la atención médica, esto significa representar datos médicos y registros de salud como tokens en una cadena de bloques.

5.1.1 Ventajas de la Tokenización de Datos Médicos

La tokenización de datos médicos ofrece una serie de ventajas:

a. Seguridad Mejorada: Los datos médicos tokenizados son altamente seguros y resistentes a la manipulación debido a la criptografía y la inmutabilidad de la cadena de bloques.

b. Interoperabilidad: Los tokens médicos pueden ser compartidos y utilizados en diferentes sistemas de salud, mejorando la interoperabilidad y facilitando el acceso a datos médicos relevantes.

c. Control del Paciente: Los pacientes pueden tener un mayor control sobre sus datos médicos y otorgar acceso a profesionales de la salud según sea necesario.

5.2 Tokens de Salud y Tokenización de Datos Médicos

En el contexto de la atención médica, se han desarrollado tokens de salud específicos para representar datos médicos en una cadena de bloques. Estos tokens permiten una gestión más eficiente y segura de los registros médicos y otros datos relacionados con la salud.

5.2.1 Ejemplos de Tokens de Salud

Algunos ejemplos de tokens de salud incluyen:

a. Tokens de Historia Clínica: Representan el historial médico completo de un paciente en un formato seguro y accesible.

b. Tokens de Recetas Médicas: Almacenan información sobre las recetas médicas, permitiendo un seguimiento más preciso y seguro de los medicamentos recetados.

c. Tokens de Resultados de Pruebas: Representan resultados de pruebas médicas, como análisis de sangre o radiografías, de manera segura y accesible.

5.2.2 Beneficios de los Tokens de Salud

Los tokens de salud ofrecen una serie de beneficios clave:

a. Propiedad Digital: Los pacientes tienen una representación digital de sus datos médicos que pueden controlar y compartir según sea necesario.

b. Acceso Rápido y Seguro: Los profesionales de la salud pueden acceder rápidamente a los datos relevantes de los pacientes de manera segura, lo que es crucial en situaciones de emergencia.

c. Investigación Médica: Los datos médicos tokenizados pueden utilizarse de manera ética y segura en la investigación médica, acelerando los avances científicos.

5.3 Contratos Inteligentes en la Tokenización de Datos Médicos

Los contratos inteligentes son programas informáticos autónomos que se ejecutan en una cadena de bloques. En el contexto de la tokenización de datos médicos, los contratos inteligentes desempeñan un papel importante en la gestión y el acceso a los datos.

5.3.1 Funciones de los Contratos Inteligentes

Los contratos inteligentes pueden realizar varias funciones en la tokenización de datos médicos:

a. Gestión de Acceso: Los contratos inteligentes pueden controlar quién tiene acceso a los datos médicos y bajo qué condiciones.

b. Consentimiento del Paciente: Automatizan el proceso de otorgamiento de consentimiento por parte del paciente para compartir sus datos médicos.

c. Registro de Auditoría: Mantienen un registro inmutable de todas las interacciones y accesos a los datos médicos.

5.3.2 Ejemplo de Uso: Consentimiento para la Investigación Médica

Supongamos que un hospital desea utilizar los datos médicos de sus pacientes para la investigación médica. Un contrato inteligente podría automatizar el proceso de obtener el consentimiento de los pacientes, garantizando que se respeten sus preferencias de privacidad y seguridad.

5.4 Desafíos y Consideraciones Éticas

A pesar de las ventajas, la tokenización de datos médicos también plantea desafíos y consideraciones éticas:

5.4.1 Privacidad y Consentimiento

Garantizar la privacidad del paciente y obtener su consentimiento informado es esencial en la tokenización de datos médicos. Los pacientes deben comprender cómo se utilizarán sus datos y tener control sobre quién puede acceder a ellos.

5.4.2 Cumplimiento Regulatorio

Cumplir con regulaciones como el RGPD en Europa o el HIPAA en los Estados Unidos es crítico en la gestión de datos médicos tokenizados.

5.4.3 Educación y Alfabetización Digital

Profesionales de la salud y pacientes deben comprender la tecnología de tokenización y cómo utilizarla de manera ética y segura.

5.5 El Futuro de la Tokenización de Datos Médicos

El futuro de la tokenización de datos médicos es prometedor. A medida que la tecnología blockchain continúa avanzando y se abordan los desafíos, es probable que veamos una mayor adopción en la industria de la salud. Esto conducirá a una gestión de datos médicos más segura, eficiente y centrada en el paciente, lo que impulsará la innovación en la atención médica.

5.5.1 Tokenización en la Investigación Médica

La tokenización de datos médicos también tiene un papel fundamental en la investigación médica. Los datos médicos tokenizados permiten a los investigadores acceder a información valiosa de manera ética y segura, acelerando el desarrollo de tratamientos y terapias médicas.

5.5.2 Telemedicina y Tokenización

La integración de la telemedicina con la tokenización de datos médicos puede ofrecer una atención médica aún más eficiente y segura. Los pacientes pueden compartir sus datos médicos de manera segura con profesionales de la salud en línea, garantizando una atención remota de alta calidad.

5.6 Casos de Éxito y Desarrollos Actuales

Algunos ejemplos de éxito en la tokenización de datos médicos incluyen:

5.6.1 Medicalchain

Medicalchain es una plataforma que utiliza blockchain para permitir que los pacientes controlen y comparten sus registros médicos de manera segura. Los pacientes pueden otorgar acceso a profesionales de la salud y participar en investigaciones médicas de manera segura.

5.6.2 Proyectos de Investigación Médica

Varios proyectos de investigación médica han utilizado la tokenización de datos médicos para acelerar el proceso de recopilación y análisis de datos. Esto ha llevado a avances en el tratamiento de enfermedades y a una comprensión más profunda de la salud humana.

5.7 Consideraciones Éticas en la Tokenización de Datos Médicos

La tokenización de datos médicos plantea importantes consideraciones éticas que deben abordarse:

5.7.1 Consentimiento Informado

Los pacientes deben recibir información completa sobre cómo se utilizarán sus datos médicos tokenizados y dar su consentimiento informado antes de que se tokenicen.

5.7.2 Seguridad y Privacidad

La seguridad y la privacidad de los datos médicos deben ser una prioridad absoluta. Garantizar que los datos estén protegidos contra el acceso no autorizado es esencial.

5.7.3 Propiedad de los Datos

La cuestión de quién posee los datos médicos tokenizados debe abordarse claramente en los contratos inteligentes y acuerdos entre pacientes y profesionales de la salud.

5.8 Conclusiones

La tokenización de datos médicos representa un avance significativo en la gestión y el acceso a los registros médicos y datos relacionados con la salud. Esta tecnología ofrece una mayor seguridad, control del paciente y eficiencia en la atención médica.

Este capítulo ha explorado cómo los tokens y la tokenización de datos médicos están revolucionando la atención médica y ha destacado ejemplos de implementación exitosa. En los próximos capítulos, exploraremos más casos de uso de blockchain en la atención médica y cómo esta tecnología continúa transformando la industria de la salud.

Capítulo 6: Casos de Uso Avanzados de Blockchain en Salud

Hasta este punto, hemos explorado cómo la tecnología blockchain se integra en áreas fundamentales de la atención médica, como la gestión de registros de salud y la telemedicina. Sin embargo, blockchain ofrece un potencial aún más amplio en la industria de la salud, con aplicaciones avanzadas que están transformando la forma en que se proporciona la atención médica y se gestionan los datos de los pacientes.

6.1. Gestión de Suministros Médicos con Blockchain

Uno de los desafíos críticos en la atención médica es garantizar un suministro constante de medicamentos y suministros médicos. La cadena de suministro de la atención médica es propensa a la falta de transparencia y la falsificación. Blockchain se ha convertido en una solución prometedora para abordar estos problemas:

6.1.1 Rastreo de Suministros

Mediante la tokenización y el registro en blockchain, es posible rastrear de manera precisa la producción, el transporte y la entrega de suministros médicos. Esto garantiza la autenticidad y la calidad de los productos, lo que es esencial en situaciones críticas como la distribución de vacunas.

6.1.2 Lucha contra la Falsificación

La tokenización de productos médicos permite verificar la autenticidad de los productos y verificar que no sean falsificaciones. Esto es especialmente relevante en la prevención de la distribución de medicamentos falsificados.

6.2. Investigación y Desarrollo de Medicamentos

La investigación y desarrollo de nuevos medicamentos es un proceso costoso y complejo que puede llevar años. Blockchain está revolucionando este campo de la siguiente manera:

6.2.1 Registros Inmutables de Investigación

Los datos de investigación y los resultados de ensayos clínicos pueden registrarse en blockchain de manera inmutable. Esto evita la manipulación de datos y asegura la transparencia en el proceso de desarrollo de medicamentos.

6.2.2 Colaboración Global

Blockchain facilita la colaboración global en la investigación médica. Investigadores de diferentes partes del mundo pueden compartir datos de manera segura y colaborar en proyectos de investigación de manera eficiente.

6.3. Gestión de Datos de Pacientes a Gran Escala

En entornos donde se manejan grandes cantidades de datos de pacientes, como hospitales y sistemas de atención médica a gran escala, blockchain ofrece ventajas significativas:

6.3.1 Seguridad y Privacidad de Datos

Blockchain garantiza la seguridad y privacidad de los datos de los pacientes en entornos donde la gestión de registros de salud es compleja. Los pacientes pueden confiar en que sus datos están protegidos de manera segura.

6.3.2 Compartición de Datos Eficiente

La tokenización de datos médicos permite una compartición de datos más eficiente y segura entre diferentes departamentos y profesionales de la salud en un sistema de atención médica.

6.4. Intercambio de Datos Médicos Interoperables

Uno de los desafíos persistentes en la atención médica es la interoperabilidad de los sistemas de información. Blockchain se presenta como una solución para lograr la compartición de datos entre diferentes sistemas y proveedores de atención médica:

6.4.1 Interoperabilidad Mejorada

Los datos médicos tokenizados pueden compartirse de manera segura entre diferentes sistemas de salud, lo que garantiza que los profesionales de la salud tengan acceso a información completa y precisa sobre el paciente.

6.4.2 Historial Médico Portátil

Los pacientes pueden tener acceso a su historial médico completo en un formato tokenizado, lo que les permite compartirlo fácilmente con diferentes proveedores de atención médica cuando sea necesario.

6.5. Aplicaciones de IA y Análisis de Datos Médicos

La inteligencia artificial (IA) y el análisis de datos desempeñan un papel creciente en la atención médica. Blockchain puede mejorar la calidad y la seguridad de estas aplicaciones de la siguiente manera:

6.5.1 Datos de Entrenamiento de IA

La tokenización de datos médicos permite a las instituciones de salud compartir datos de entrenamiento de IA de manera segura y ética, acelerando el desarrollo de algoritmos de IA para diagnóstico y tratamiento.

6.5.2 Registro de Resultados de Análisis

Los resultados de análisis médicos se pueden registrar de manera inmutable en blockchain, lo que garantiza su precisión y autenticidad en aplicaciones de IA.

6.6. Gobernanza y Cumplimiento Regulatorio

La administración de registros médicos y datos de pacientes debe cumplir con regulaciones estrictas, como el RGPD en Europa y el HIPAA en los Estados Unidos. Blockchain puede facilitar la gobernanza y el cumplimiento de la siguiente manera:

6.6.1 Cumplimiento Regulatorio Transparente

La inmutabilidad de la cadena de bloques garantiza un registro transparente de todas las interacciones y accesos a datos médicos, lo que facilita la auditoría y el cumplimiento regulatorio.

6.6.2 Contratos Inteligentes de Cumplimiento

Los contratos inteligentes pueden automatizar procesos de cumplimiento regulatorio, como la gestión de consentimientos de pacientes y la notificación de violaciones de datos.

6.7. Consideraciones Éticas y Legales

A medida que blockchain continúa transformando la atención médica, es fundamental abordar consideraciones éticas y legales:

6.7.1 Privacidad del Paciente

La privacidad del paciente sigue siendo una preocupación fundamental, y los sistemas basados en blockchain deben garantizar que los datos estén protegidos y que los pacientes tengan control sobre su acceso.

6.7.2 Cumplimiento Regulatorio

La gestión de datos médicos tokenizados debe cumplir con regulaciones específicas de la industria de la salud en cada jurisdicción.

6.7.3 Responsabilidad y Transparencia

La responsabilidad y la transparencia en el uso de datos médicos deben ser una prioridad, y los sistemas de blockchain deben garantizar que las partes involucradas sean responsables de sus acciones.

6.8. Conclusiones

Los casos de uso avanzados de blockchain en la atención médica están transformando la industria al mejorar la seguridad, la eficiencia y la calidad de la atención médica. Desde la gestión de suministros médicos hasta la investigación de medicamentos y la interoperabilidad de datos médicos, blockchain está impulsando avances significativos.

Este capítulo ha explorado cómo blockchain se aplica en casos de uso avanzados en la atención médica y ha resaltado la importancia de abordar consideraciones éticas y legales a medida que se implementa esta tecnología en la industria de la salud.

6.8.1 Futuro de la Blockchain en Salud

El futuro de la blockchain en la salud es prometedor. A medida que la tecnología continúa evolucionando y madurando, es probable que veamos aún más innovaciones y aplicaciones en la atención médica. Esto podría incluir la adopción generalizada de sistemas de gestión de suministros médicos basados en blockchain, avances en la investigación de medicamentos impulsados por datos de blockchain y una mayor interoperabilidad de datos médicos entre sistemas de salud en todo el mundo.

6.8.2 La Importancia de la Educación

Con la creciente adopción de blockchain en la atención médica, es esencial que los profesionales de la salud, los investigadores y los pacientes estén bien informados sobre esta tecnología. La educación sobre blockchain y sus implicaciones éticas y legales es fundamental para garantizar un uso responsable y beneficioso en la atención médica.

6.8.3 Oportunidades Profesionales

A medida que la demanda de profesionales con experiencia en blockchain en la atención médica crece, se presentan oportunidades emocionantes en esta área. Aquellos que adquieran conocimientos y habilidades en blockchain y salud pueden estar bien posicionados para contribuir a la transformación de la industria y encontrar oportunidades profesionales gratificantes.

6.9 Próximos Pasos

En los capítulos siguientes de este libro, profundizaremos aún más en casos de uso específicos y estudiaremos ejemplos concretos de implementación de blockchain en la atención médica. También exploraremos cómo esta tecnología está impulsando la innovación en la industria de la salud y cómo los profesionales pueden aprovechar estas oportunidades para avanzar en sus carreras.

Capítulo 7: Blockchain y Ética en la Salud

En la era de la tecnología blockchain en la atención médica, la ética juega un papel fundamental en cómo se gestionan, comparten y utilizan los datos de los pacientes. En este capítulo, exploraremos los desafíos éticos que surgen en la intersección de blockchain y salud, y cómo abordarlos de manera responsable y transparente.

7.1. Privacidad y Seguridad de Datos

Uno de los principios éticos más críticos en la atención médica es la privacidad y seguridad de los datos del paciente. Blockchain introduce desafíos únicos en este aspecto:

7.1.1 Privacidad del Paciente

Blockchain se basa en la transparencia y la inmutabilidad de los datos, lo que plantea preguntas sobre cómo mantener la privacidad del paciente. Los datos médicos deben ser almacenados y compartidos de manera que solo las partes autorizadas tengan acceso a ellos.

7.1.2 Seguridad de Datos

Si bien blockchain es inherentemente seguro, las vulnerabilidades pueden surgir en puntos de acceso o en la gestión de claves privadas. Garantizar la seguridad de los datos médicos es un imperativo ético.

7.2. Consentimiento Informado y Control del Paciente

El consentimiento informado y el control del paciente sobre sus datos médicos son pilares éticos en la atención médica. Blockchain puede mejorar estos aspectos:

7.2.1 Consentimiento Informado

Los pacientes deben recibir información completa sobre cómo se utilizarán sus datos médicos en sistemas basados en blockchain. Los contratos inteligentes pueden automatizar el proceso de otorgar consentimiento, asegurando que los pacientes comprendan y acepten los términos.

7.2.2 Control del Paciente

Blockchain permite a los pacientes tener un mayor control sobre quién puede acceder a sus datos y cómo se utilizan. Esto empodera a los pacientes en la gestión de su información médica.

7.3. Propiedad y Acceso a Datos Médicos

La cuestión de la propiedad de los datos médicos y el acceso a ellos plantea desafíos éticos y legales importantes:

7.3.1 Propiedad de Datos

¿Quién es el propietario de los datos médicos almacenados en blockchain? ¿Es el paciente, el proveedor de atención médica o la institución de salud? Establecer la propiedad de manera clara es fundamental para abordar estas preocupaciones éticas.

7.3.2 Acceso a Datos

Blockchain debe garantizar que los profesionales de la salud tengan acceso a datos médicos críticos cuando sea necesario para la atención del paciente. Los sistemas deben equilibrar la privacidad con la necesidad de acceder a información médica relevante.

7.4. Cumplimiento Regulatorio

La atención médica está sujeta a regulaciones estrictas, como el RGPD en Europa o el HIPAA en los Estados Unidos. Cumplir con estas regulaciones es esencial desde una perspectiva ética:

7.4.1 Registros de Auditoría Transparentes

Blockchain proporciona registros de auditoría inmutables que son esenciales para demostrar el cumplimiento regulatorio. Cada interacción con datos médicos se registra, lo que facilita las auditorías.

7.4.2 Contratos Inteligentes de Cumplimiento

Los contratos inteligentes pueden automatizar procesos de cumplimiento regulatorio, como la gestión de consentimientos de pacientes y la notificación de violaciones de datos. Esto asegura una mayor transparencia y responsabilidad.

7.5. Investigación Médica Ética

La investigación médica es un campo en el que blockchain puede desempeñar un papel importante, pero también plantea desafíos éticos:

7.5.1 Consentimiento para Investigación

Los pacientes deben otorgar consentimiento informado para participar en investigaciones médicas que utilicen sus datos médicos. Blockchain puede facilitar el proceso de obtener y gestionar este consentimiento de manera ética.

7.5.2 Uso Ético de Datos

La investigación médica debe llevarse a cabo de manera ética y con un enfoque en el beneficio para la sociedad. Blockchain puede proporcionar transparencia en cómo se utilizan los datos en investigaciones médicas.

7.6. Responsabilidad y Transparencia

La responsabilidad y la transparencia son principios éticos clave en la atención médica basada en blockchain:

7.6.1 Responsabilidad por Acceso a Datos

Los sistemas de blockchain deben garantizar que las partes involucradas sean responsables de sus acciones en relación con los datos médicos.

7.6.2 Transparencia en el Uso de Datos

Los pacientes deben comprender cómo se utilizarán sus datos médicos y deben tener acceso a registros transparentes que muestren cómo se han utilizado sus datos.

7.7. Educación y Alfabetización Digital

Para abordar adecuadamente los desafíos éticos en la atención médica basada en blockchain, es fundamental educar a profesionales de la salud, pacientes y todos los involucrados:

7.7.1 Educación sobre Blockchain

Profesionales de la salud y pacientes deben comprender cómo funciona blockchain y cómo se aplica en la atención médica.

7.7.2 Ética en la Tecnología

La educación debe incluir una comprensión de la ética en el uso de tecnología, especialmente en la gestión de datos médicos.

7.8. Conclusiones

Blockchain está transformando la atención médica, ofreciendo soluciones innovadoras para problemas críticos, pero también planteando desafíos éticos significativos. La privacidad, la seguridad, el consentimiento informado y la propiedad de datos médicos son consideraciones éticas fundamentales que deben abordarse con responsabilidad y transparencia.

Este capítulo ha explorado cómo la ética juega un papel crucial en la intersección de blockchain y salud, y cómo abordar estos desafíos éticos de manera adecuada. En los próximos capítulos, continuaremos examinando casos de uso específicos y ejemplos concretos de implementación ética de blockchain en la atención médica.

Capítulo 8: Adopción y Desafíos Futuros de Blockchain en Salud

La adopción de la tecnología blockchain en la atención médica continúa creciendo a medida que se reconocen sus beneficios. En este capítulo, exploraremos las tendencias actuales de adopción de blockchain en la salud y los desafíos que enfrenta a medida que se expande en la industria.

8.1. Tendencias Actuales en la Adopción de Blockchain en Salud

La adopción de blockchain en la atención médica ha experimentado un crecimiento significativo en los últimos años. Algunas de las tendencias actuales incluyen:

8.1.1 Integración en Sistemas de Salud

Hospitales, clínicas y sistemas de atención médica están integrando gradualmente blockchain en sus operaciones. Esto incluye la gestión de registros de salud, el rastreo de suministros médicos y la interoperabilidad de datos.

8.1.2 Telemedicina Habilitada por Blockchain

La telemedicina ha experimentado un auge, y blockchain se utiliza para garantizar la seguridad y autenticidad de las consultas médicas en línea. Los pacientes pueden acceder a médicos de manera segura y eficiente.

8.1.3 Investigación Médica Colaborativa

La colaboración global en la investigación médica se ha vuelto más accesible gracias a blockchain. Los datos de pacientes de diferentes regiones pueden combinarse de manera segura para acelerar avances científicos.

8.1.4 Gestión de Suministros Médicos en Tiempo Real

Blockchain se utiliza para rastrear suministros médicos en tiempo real, lo que es esencial para garantizar la disponibilidad de medicamentos y equipos críticos.

8.1.5 Tokenización de Datos Médicos

Los pacientes están cada vez más interesados en tener un mayor control sobre sus datos médicos a través de la tokenización. Esto está impulsando la adopción de sistemas de gestión de datos basados en blockchain.

8.2. Desafíos en la Adopción de Blockchain en Salud

A pesar de los avances, la adopción de blockchain en la atención médica no está exenta de desafíos:

8.2.1 Falta de Normativas Claras

La falta de regulaciones específicas para blockchain en la atención médica puede dificultar la adopción generalizada. La industria necesita directrices claras y normativas que aborden cuestiones de privacidad, seguridad y propiedad de datos.

8.2.2 Resistencia al Cambio

Los sistemas de atención médica a menudo son resistentes al cambio debido a la complejidad de sus operaciones. La adopción de blockchain a menudo requiere una transformación significativa de los procesos existentes.

8.2.3 Escalabilidad

La escalabilidad de las redes blockchain es un desafío técnico. A medida que más datos se almacenan en la cadena de bloques, la velocidad y la eficiencia pueden verse comprometidas. Los sistemas deben poder manejar grandes volúmenes de datos médicos de manera eficiente.

8.2.4 Educación y Alfabetización Digital

Profesionales de la salud, pacientes y partes interesadas deben comprender completamente cómo funciona blockchain y cómo se aplica en la atención médica. La falta de conocimiento puede ser un obstáculo para la adopción.

8.2.5 Costos Iniciales de Implementación

La implementación de sistemas basados en blockchain puede requerir una inversión significativa en infraestructura y capacitación. Las organizaciones deben evaluar cuidadosamente los costos y beneficios a largo plazo.

8.3. Perspectivas Futuras de Blockchain en Salud

A pesar de los desafíos, el futuro de blockchain en la atención médica es prometedor. Algunas perspectivas clave incluyen:

8.3.1 Mayor Interoperabilidad

Blockchain permitirá una mayor interoperabilidad entre sistemas de salud y proveedores de atención médica. Esto facilitará el acceso a datos médicos completos y precisos en tiempo real.

8.3.2 Investigación Médica Avanzada

La investigación médica avanzará a medida que más datos estén disponibles de manera segura y ética. Avances en el diagnóstico, tratamiento y prevención de enfermedades serán impulsados por blockchain.

8.3.3 Gestión de Suministros Médicos Eficiente

Blockchain permitirá una gestión más eficiente de suministros médicos, lo que es esencial en situaciones de crisis y en la distribución de vacunas.

8.3.4 Empoderamiento del Paciente

Los pacientes tendrán un mayor control sobre sus datos médicos y su atención médica. Blockchain permitirá la creación de historiales médicos portátiles que los pacientes pueden compartir con seguridad.

8.3.5 Énfasis en la Ética y la Responsabilidad

La ética y la responsabilidad seguirán siendo fundamentales a medida que blockchain se integre más en la atención médica. La industria debe garantizar que los sistemas y procesos sean transparentes y éticos.

8.4. Conclusiones

La adopción de blockchain en la atención médica está en aumento, y aunque enfrenta desafíos, ofrece beneficios significativos en términos de seguridad de datos, interoperabilidad y mejora de la atención médica en general. La ética y la responsabilidad serán fundamentales a medida que esta tecnología continúe transformando la industria.

Este capítulo ha explorado las tendencias actuales y futuras en la adopción de blockchain en la atención médica, así como los desafíos que deben superarse para lograr una implementación exitosa. En los próximos capítulos, continuaremos explorando casos de uso específicos y ejemplos concretos de cómo blockchain está impulsando la innovación en la industria de la salud.

Capítulo 9: Blockchain y Transformación Digital en la Salud

La transformación digital en la atención médica es un proceso fundamental que busca mejorar la calidad de la atención al paciente y la eficiencia de los sistemas de salud. La tecnología blockchain está desempeñando un papel central en esta transformación. En este capítulo, exploraremos cómo blockchain impulsa la transformación digital en la salud y cómo está cambiando la forma en que se presta atención médica.

9.1. Transformación Digital en la Salud

La transformación digital en la atención médica implica la adopción de tecnologías digitales para mejorar la atención al paciente, la gestión de datos y la colaboración entre profesionales de la salud. Algunas de las áreas clave de transformación incluyen:

9.1.1 Registros de Salud Electrónicos (EHR)

Los registros de salud electrónicos permiten a los profesionales de la salud acceder a la información del paciente de manera eficiente y precisa. Blockchain mejora la seguridad y la interoperabilidad de estos registros.

9.1.2 Telemedicina

La telemedicina utiliza la tecnología digital para permitir consultas médicas en línea. Blockchain garantiza la seguridad y autenticidad de estas consultas.

9.1.3 Gestión de Suministros

La gestión de suministros médicos se beneficia de la trazabilidad y la autenticidad que ofrece blockchain. Esto es crucial para garantizar la disponibilidad de medicamentos y equipos médicos.

9.1.4 Investigación Médica Colaborativa

Blockchain facilita la colaboración global en la investigación médica al permitir compartir datos de manera segura y ética.

9.2. Beneficios de Blockchain en la Transformación Digital de la Salud

La adopción de blockchain en la atención médica aporta una serie de beneficios clave que impulsan la transformación digital:

9.2.1 Seguridad de Datos

Blockchain ofrece un alto nivel de seguridad para los datos médicos. Los registros son inmutables y protegidos mediante criptografía, lo que reduce el riesgo de violaciones de datos.

9.2.2 Privacidad del Paciente

Los pacientes tienen un mayor control sobre quién puede acceder a sus datos médicos y cómo se utilizan. Esto refuerza la privacidad y la confianza del paciente.

9.2.3 Interoperabilidad

La interoperabilidad de datos entre sistemas de salud y proveedores se mejora gracias a la naturaleza descentralizada de blockchain. Esto permite un acceso más eficiente a información crítica del paciente.

9.2.4 Eficiencia de Costos

La gestión de registros de salud basada en blockchain reduce la duplicación de pruebas y procedimientos, lo que ahorra costos tanto para los pacientes como para los sistemas de salud.

9.2.5 Investigación Avanzada

Blockchain acelera la investigación médica al permitir el acceso seguro a grandes conjuntos de datos. Esto conduce a avances más rápidos en diagnóstico y tratamiento de enfermedades.

9.3. Casos de Uso en la Transformación Digital de la Salud

La transformación digital en la salud está impulsada por una serie de casos de uso específicos de blockchain:

9.3.1 Historiales Médicos Portátiles

Blockchain permite la creación de historiales médicos portátiles que los pacientes pueden llevar consigo y compartir con seguridad con diferentes proveedores de atención médica.

9.3.2 Tokens de Salud

Los tokens de salud basados en blockchain pueden utilizarse para recompensar a los pacientes por el cumplimiento de hábitos saludables o la participación en investigaciones médicas.

9.3.3 Rastreo de Vacunas

La trazabilidad en blockchain es crucial para rastrear la distribución y administración de vacunas, especialmente en situaciones de pandemia.

9.3.4 Diagnóstico Asistido por IA

La inteligencia artificial (IA) puede aprovechar datos médicos tokenizados en blockchain para mejorar el diagnóstico y tratamiento de enfermedades.

9.3.5 Monitoreo Remoto de Pacientes

Blockchain habilita la monitorización remota de pacientes, lo que permite a los profesionales de la salud realizar un seguimiento continuo de la salud de los pacientes y tomar decisiones basadas en datos en tiempo real.

9.4. Desafíos en la Transformación Digital de la Salud con Blockchain

A pesar de los beneficios, existen desafíos en la transformación digital de la salud con blockchain:

9.4.1 Falta de Normativas Claras

La falta de regulaciones específicas para blockchain en la atención médica puede dificultar la adopción generalizada. La industria necesita directrices claras y normativas que aborden cuestiones de privacidad, seguridad y propiedad de datos.

9.4.2 Resistencia al Cambio

La adopción de blockchain a menudo requiere una transformación significativa de los procesos existentes en la atención médica. La resistencia al cambio es un desafío común.

9.4.3 Escalabilidad

La escalabilidad de las redes blockchain es un desafío técnico. Los sistemas deben poder manejar grandes volúmenes de datos médicos de manera eficiente.

9.4.4 Educación y Alfabetización Digital

Profesionales de la salud, pacientes y partes interesadas deben comprender completamente cómo funciona blockchain y cómo se aplica en la atención médica. La falta de conocimiento puede ser un obstáculo para la adopción.

9.4.5 Costos Iniciales de Implementación

La implementación de sistemas basados en blockchain puede requerir una inversión significativa en infraestructura y capacitación. Las organizaciones deben evaluar cuidadosamente los costos y beneficios a largo plazo.

9.5. Conclusiones

Blockchain desempeña un papel fundamental en la transformación digital de la salud al mejorar la seguridad de datos, la interoperabilidad y la eficiencia en la atención médica. A pesar de los desafíos, el potencial de esta tecnología para mejorar la calidad de la atención y la experiencia del paciente es significativo.

Capítulo 10: El Futuro de la Salud Basada en Blockchain

El futuro de la atención médica se encuentra en constante evolución, y blockchain está desempeñando un papel destacado en la forma en que se presta atención y se gestionan los datos de salud. En este último capítulo, exploraremos las tendencias emergentes y el emocionante potencial del futuro de la salud basada en blockchain.

10.1. Integración Completa de Blockchain

Se espera que la integración de blockchain en la atención médica alcance un punto de inflexión en el futuro cercano. Los sistemas de salud completos funcionarán en cadenas de bloques, lo que permitirá una gestión de datos más segura y eficiente.

10.2. Tokenización de la Salud Personal

La tokenización de la salud personal se convertirá en una práctica común. Los pacientes tendrán tokens que representen su historial médico y datos de salud, lo que les dará un mayor control sobre quién puede acceder a esta información y cómo se utiliza.

10.3. Inteligencia Artificial y Aprendizaje Automático

La combinación de blockchain con la inteligencia artificial (IA) y el aprendizaje automático (ML) revolucionará el diagnóstico y el tratamiento médico. Los algoritmos de IA podrán analizar grandes cantidades de datos médicos tokenizados en busca de patrones y diagnósticos precisos.

10.4. Investigación Colaborativa a Escala Global

Blockchain facilitará la colaboración en investigación médica a una escala global sin precedentes. Los investigadores podrán acceder a conjuntos de datos de pacientes tokenizados de diversas regiones de manera segura y ética, lo que acelerará los avances científicos.

10.5. Gobernanza y Normativas Claras

A medida que blockchain se convierte en la base de la atención médica, se desarrollarán gobernanza y normativas más claras para garantizar la seguridad, la privacidad y la ética en la gestión de datos de salud. Esto será esencial para la confianza de pacientes y profesionales de la salud.

10.6. Empoderamiento del Paciente

Los pacientes tendrán un mayor poder en la gestión de sus datos de salud. Podrán otorgar y revocar acceso a sus registros médicos de manera fácil y segura, lo que mejorará la calidad de la atención personalizada.

10.7. Telemedicina Avanzada

La telemedicina impulsada por blockchain permitirá una atención médica más accesible y eficiente. Las consultas médicas en línea serán seguras y autenticadas, lo que beneficiará a personas en áreas remotas y a pacientes con movilidad reducida.

10.8. Innovación en Farmacología y Terapias Personalizadas

La gestión de datos médicos tokenizados acelerará la investigación farmacológica y terapias personalizadas. Los pacientes podrán participar activamente en ensayos clínicos y tratamientos adaptados a sus necesidades específicas.

10.9. Reducción de Errores Médicos

Blockchain reducirá los errores médicos al garantizar que los registros de salud sean precisos y estén disponibles en tiempo real para los profesionales de la salud. Esto salvará vidas y mejorará la calidad de la atención.

10.10. Conclusiones

El futuro de la salud basada en blockchain promete una atención médica más segura, personalizada y eficiente. La tecnología blockchain está transformando la forma en que se gestionan los datos médicos y cómo se presta atención médica a nivel mundial.

A medida que esta revolución continúa, es esencial que profesionales de la salud, pacientes y partes interesadas se mantengan actualizados y participen en la evolución de la atención médica basada en blockchain. La ética y la responsabilidad deben seguir siendo fundamentales mientras avanzamos hacia un futuro más saludable y conectado.

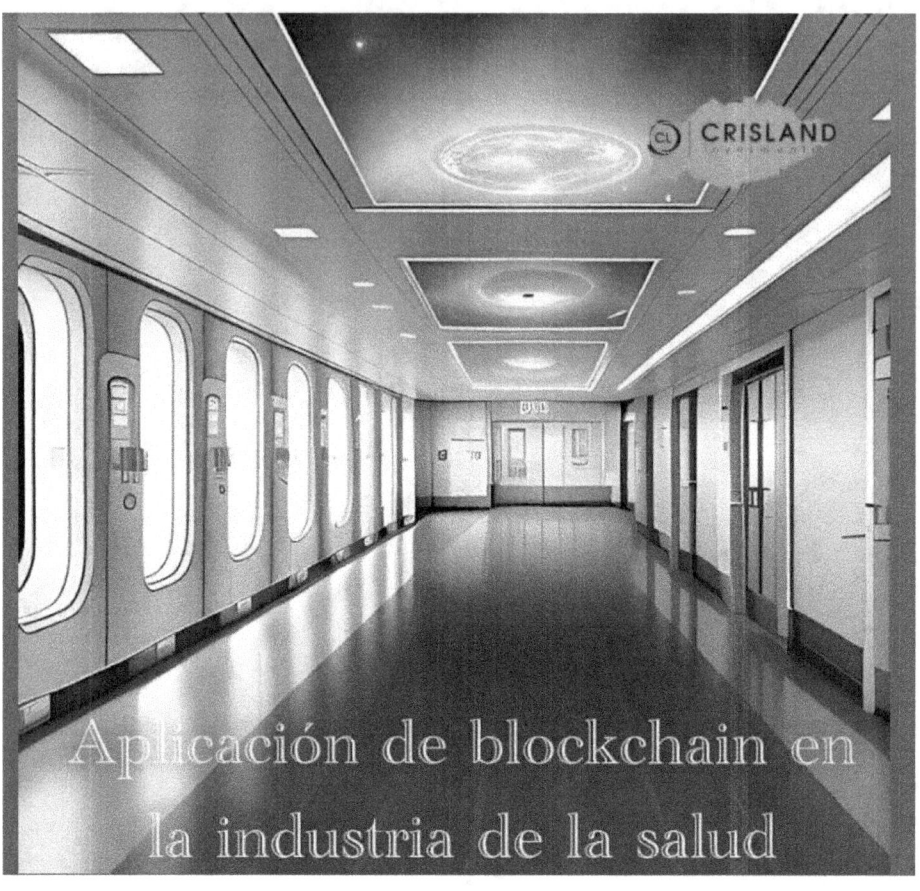